VOUS ÊTES BELLE

SOINS NATURELS POUR LES FEMMES

CLAIRE BARBIER

TABLE DES MATIÈRES

INTRODUCTION

Nous vivons dans une société qui places un degré élevé of importance on physical appearance. Television, films, magazines and panneaux d'affichage affichent tous attractive personnes. Nous see men and femmes (more women) courant vers les chirurgiens plastiques, having many different kinds of procedures done simply to enhance leur apparence. Notre société is obsessed avec beauty physique, et beaucoup de women sont pris dans cet obsession aussi.

Mais should beauty really be that important for a woman ? Is beauté quelque chose that une femme should strive pour ? Qu'est-ce qui makes une woman truly beautiful ?

Un woman can et should be beautiful-God designed her pour be que way. Son skin, ses cheveux and other features were created to être soft and appealing, and her body was façonné to be attractive and beautiful à men. Un woman was designed to be attirant, andant que la plupart des femmes veulent être beautiful. However, le physical side of beauté is just un small part of ce qui fait qu'une femme truly beautiful.

Notre society places une grande importance sur l'aspect physique of la beauté et neglects les autres elements qui make vraiment un woman totalement beautiful. Une femme beautiful not just physically appealing ; she is appealing en plusieurs different areas. Parce que notre société so largely emphasizes the physical nature of beauty, vous want d'explorer avec you all of the areas that make up true beauté and bring out the missing dimension in beauty.

1

BEAUTY EXTÉRIEUR

Une femme vraiment belle est physiquement attirante. Toutes les femmes ne sont pas dotées de traits physiques parfaits, mais heureusement, ce n'est pas le seul prérequis à la beauté. Les femmes ont tendance à examiner de façon critique leurs caractéristiques individuelles et leurs défauts, et pensent que c'est ce qui les rend attirantes ou non, tandis qu'un homme tend à considérer l'impression générale qu'une femme dégage. Ce qu'une femme fait de ce qu'elle a est très important pour se rendre attirante. La beauté physique est réellement à la portée de toute femme.

Le facteur le plus influent sur la beauté physique d'une femme est sa santé. Lorsqu'une femme est en bonne santé, elle dégage un attrait particulier. Une bonne santé ajoute de la couleur au teint et à la peau, et aide à produire plus d'énergie. Un régime alimentaire équilibré et nutritif, ainsi qu'un plan d'exercice physique, aident une femme à avoir ce teint radieux qui caractérise une bonne santé. Cela aide également à maintenir un poids santé et à améliorer la condition physique, ce qui rend la femme plus attirante. Lorsqu'une femme s'efforce de suivre les règles d'une vie saine, elle se sent plus belle et plus confiante.

Un autre facteur clé de la beauté féminine est la féminité. Une femme devrait avoir l'air d'une femme, et non d'un homme. Elle peut accentuer sa féminité à travers sa tenue vestimentaire et sa coiffure.

2
BEAUTÉ INTÉRIEURE

Une belle femme n'est pas seulement admirée pour son apparence physique, mais aussi pour ses qualités intérieures. Il existe de nombreuses qualités intérieures qui font qu'une femme est belle.

3
CONSEILS DE BEAUTÉ NATURELLE POUR LES FEMMES

Si vous êtes étudiante ou femme active, ces conseils de beauté naturels faits maison sont utiles pour toutes les femmes. De nouvelles marques de cosmétiques apparaissent chaque jour sur le marché, et il est parfois difficile de s'y retrouver. Nous ne sommes pas ici pour critiquer ces marques, car nous utilisons nous-mêmes certains de leurs produits, mais la plupart d'entre elles font de fausses promesses. Elles attirent les consommateurs grâce à des publicités alléchantes. Mais est-il possible de ne pas se laisser berner ? Pas vraiment.

Heureusement, quelques astuces de beauté naturelles et faites maison peuvent vous aider à obtenir de meilleurs résultats. J'ai personnellement testé toutes ces solutions et je peux vous assurer qu'elles fonctionnent. Les produits du commerce offrent des résultats immédiats, mais ceux-ci ne durent pas dans le temps. Si vous voulez voir une réelle différence sur votre peau, vous devez faire preuve de patience et de persévérance. Voici donc les meilleurs conseils de beauté naturels pour les femmes :

Conseils de beauté naturels pour les femmes :

1 Pour la peau sèche : Si vous vivez dans un climat sec, votre peau, surtout si elle est déjà de nature sèche, peut devenir très sèche. Elle a besoin d'hydratation pour retrouver douceur et souplesse. Mélangez deux cuillères à soupe de lait avec du miel. Imbibez un coton de ce mélange et appliquez-le sur votre visage. Faites-le le soir, laissez agir pendant 30 minutes, puis rincez à l'eau froide.

2 Pour la peau grasse : Ce type de peau est souvent sujet aux points noirs, aux boutons et aux têtes blanches. La peau produit un excès de sébum qui obstrue les pores, entraînant l'apparition de boutons. Il est important de garder la peau propre et nette. Vous pouvez utiliser un masque à l'avoine. Mélangez un peu d'avoine avec du miel et appliquez ce masque pendant 30 minutes avant de le rincer à l'eau froide. Votre peau se sentira rafraîchie.

3 Pour les points noirs : Lorsque la peau est exposée à la saleté et à l'humidité, les pores se bouchent et des points noirs apparaissent. Ces points noirs sont difficiles à éliminer. Voici une astuce naturelle pour vous en débarrasser : mélangez un blanc d'œuf avec du miel et du citron, puis appliquez ce mélange sur votre visage. Laissez agir pendant 20 à 30 minutes. Pour les points noirs localisés sur le nez, mélangez du citron avec de la poudre de cuisson et appliquez ce mélange sur votre nez pendant 30 minutes. Cette méthode peut provoquer une légère irritation, mais ce n'est pas grave. C'est un véritable miracle qui rendra votre peau plus claire.

4 Pour un teint éclatant : Utilisez ce conseil de beauté naturel pour obtenir un teint éclatant. Mélangez du miel avec quelques gouttes de citron, puis appliquez ce masque sur votre visage. Rincez à l'eau froide après 30 minutes.

5 Pour les cernes : Nous vivons dans un monde trépidant, rempli de stress et de pression au travail. Le manque de sommeil et le temps passé devant les écrans peuvent entraîner l'apparition de cernes foncés sous les yeux. Massez la zone sous vos yeux avec de l'huile d'amande, en effectuant des mouvements circulaires dans le sens des aiguilles d'une montre et dans le sens inverse. Vous pouvez également mélanger du lait avec quelques gouttes d'eau de rose et appliquer ce mélange à l'aide d'un coton. Laissez agir toute la nuit et rincez à l'eau froide le matin suivant.

6 Pour éclaircir la peau : Si votre peau est exposée au soleil, elle peut rapidement s'assombrir. Le jus de pomme de terre aide à éclaircir le teint.

7 Pour une peau fraîche et hydratée : Coupez des rondelles de concombre et faites-les tremper dans l'eau toute la nuit. Le matin, lavez votre visage avec cette eau. Votre peau sera instantanément fraîche et hydratée.

8 Pour hydrater la peau : Lavez votre visage avec du miel et, le matin, oubliez parfois votre nettoyant habituel pour ne laver votre visage qu'avec du miel. Cela rendra votre peau très douce et maintiendra son équilibre acide.

9 Pour les boutons et l'acné : Utilisez un masque à base de "multani mitti" (argile pleine de terre) et d'eau de rose une fois par semaine pour éliminer la saleté. Ajoutez du miel ou quelques gouttes d'huile de coco si vous avez la peau très sèche. Appliquez ce masque pendant 20 minutes, puis rincez à l'eau tiède.

10 Pour les poils du visage : Les changements hormonaux peuvent entraîner la pousse de poils sur le menton et le menton. Vous pouvez utiliser un masque fait de "besan" (farine de gramme), de sucre et de citron. Appliquez ce masque pendant 20 minutes, puis rincez à l'eau froide. Utilisez ce masque deux fois par semaine pour obtenir des résultats plus rapides. Il n'éliminera pas tous les poils, mais il les éclaircira progressivement et ralentira leur repousse.

Ce sont là quelques conseils de beauté maison naturels et très efficaces pour les femmes. Utilisez ces astuces de beauté naturelles et constatez par vous-même les changements positifs sur votre peau. N'oubliez pas que l'alimentation joue également un rôle crucial. Il est important de suivre un régime alimentaire sain, car, au final, ce que vous ingérez est tout aussi important que les produits que vous appliquez sur votre peau. Vous n'avez pas besoin de manger parfaitement, mais la patience est de mise. Ne vous attendez pas à des résultats instantanés. Quiconque vous promet des résultats immédiats essaie probablement de vous vendre des produits inefficaces. Avoir une peau saine et belle prend du temps et nécessite des efforts supplémentaires, à moins que vous ne soyez naturellement dotée d'une belle peau.

4
BEAUTÉ ET DYNAMISME

La beauté est superficielle et, dans un sens, elle n'est profonde que si vous ne considérez que la couche supérieure, le premier regard, un aperçu de l'extérieur ou la première impression de ce que vous voyez initialement d'un lieu d'ego, d'illusion et d'aveuglement relatif à la vérité. En revanche, la beauté est transparente, lumineuse, brillante de vitalité et d'un autre monde lorsque vous la voyez d'un lieu de vérité profonde, telle qu'elle s'exprime à travers des yeux pétillants, une peau douce et saine et des cheveux brillants qui partagent tous le secret de la vraie beauté : ce qui ne peut être touché par aucune crème, aucun scalpel ou aucun traitement irritant contre les démangeaisons qui promettent tous une beauté éternellement jeune. La beauté est une attitude, une confiance, une connaissance intérieure de secrets pour une vie intemporelle et sans âge, avec la gratitude et l'appréciation comme plus chers compagnons. Gratitude et appréciation pour chaque expérience humaine que nous avons vécue depuis la petite enfance, en passant par les douleurs de croissance de l'adolescence, la liberté et l'exploration de la vingtaine, jusqu'au choix de la famille, de la carrière et de la myriade de responsabilités qui jalonnent la trentaine, la quarantaine et au-delà, jusqu'à la liberté, une fois de plus, de lâcher prise de tout ce que nous pensions être et de nous réinventer afin que les décennies des cinquante, soixante ans et au-delà puissent permettre à la sagesse et à l'innocence de l'enfance de jouer à nouveau ensemble et d'éclairer la voie à ceux qui suivent. J'ai découvert trois petits secrets pour une vraie beauté lumineuse et je suis ravie de les partager avec vous !

Le secret n'est pas une surprise, il peut être difficile à respecter et à intégrer comme une habitude de vie. Il s'agit simplement de passer une bonne nuit de sommeil, nuit après nuit, mois après mois, année après année, pour le reste de votre vie. Bien sûr, il y aura des nuits où vous resterez éveillé à vous poser des questions, à vous inquiéter, à comploter, à planifier, à souhaiter que les heures passent, où vos hormones prennent le dessus, c'est pourquoi je parle de la majorité des nuits de votre vie. Faites de votre vie une priorité en préparant le terrain, la pièce, la routine et l'atmosphère pour vous assurer une bonne nuit de sommeil parce que vous connaissez les avantages secrets d'un sommeil nocturne profondément réparateur, régénérateur et rajeunissant. Où que vous soyez et quel que soit votre mode de vie, voyageur ou sédentaire, vous pouvez choisir d'en faire une priorité absolue pour votre vie de beauté. Ce faisant, vous bénéficiez d'innombrables avantages à la fois à l'intérieur et, par conséquent, qui se manifestent à travers la surface de votre corps pour s'exprimer à l'extérieur. Ce sont les précieuses heures inestimables où le corps entier a la chance de se réparer et de se reconstruire pour vous. Lorsque vous êtes dans l'environnement stable qu'est la maison, c'est plus facile que lorsque vous voyagez. Il suffit d'un peu de planification, et voici ce que vous faites pendant tout ce temps où vous êtes chez d'autres personnes, dans des hôtels, des motels, des avions, des trains ou partout où la vie vous mène. Vous avez de petites aides sacrées réconfortantes, comme un châle douillet en cachemire, un oreiller pour les yeux et des bouchons d'oreille, une petite bougie parfumée, un réveil international pour réguler votre corps, un sachet de thé pour le coucher, votre bouteille d'eau réutilisable écologique remplie de votre eau préférée et une brume Evian pour rafraîchir et hydrater la peau au réveil.

Dans notre société actuelle, en ces temps difficiles, on dit que nous ne dormons en moyenne que quelques heures par nuit, ce qui explique pourquoi tant de publicités se concentrent sur les aides au sommeil de toutes sortes ; et sur les répercussions du manque de sommeil, comme la baisse du temps de travail due à divers troubles de l'esprit et du corps ; l'étourderie et l'épuisement au milieu de la journée, l'hyper-vigilance au mauvais moment de la journée, les sautes d'humeur dues à une consommation excessive de caféine par le biais d'une myriade de boissons énergisantes, sans oublier la bonne vieille tasse de café, voire dix, que l'on boit tout au long de la journée pour rester éveillé. Imaginez que vous vous réveilliez ce matin heureux, reposé et détendu, que vous bâilliez et que vous vous accueilliez doucement dans votre journée. Imaginez que vous ayez l'énergie de vous réveiller seulement vingt minutes plus tôt que d'habitude parce que maintenant, après un mois de sommeil régulier, vous voulez faire de l'exercice avant même de penser à votre première tasse de café chaud ! Oh, et vous appréciez vraiment ce premier verre d'eau chaude au réveil pour faire bouger vos intestins et faire ronronner votre métabolisme pour le reste de la journée. Oui, le bon vieux sommeil à l'ancienne. Une simple décision comme ne pas regarder les informations une heure avant de se coucher pendant un mois, ne pas s'engager dans des discussions animées avec son compagnon ou ne pas participer à de longs marathons d'écoute avec ses amies fait des merveilles pour l'esprit et le corps en préparation au sommeil. Ne rien faire d'autre que de se baigner dans le cocon chaud des eaux aromathérapeutiques, faire l'amour ou contempler doucement des lectures spirituelles édifiantes permet à l'esprit de se calmer, de se détendre et de lâcher prise. Ce sera la chose la plus gentille et la plus merveilleuse que vous puissiez faire pour votre apparence et pour vous sentir belle, je vous le promets. Votre vie entière prendra une nouvelle perspective si vous pouvez vraiment honorer ce secret ancien et profondément important.

D'une certaine manière, nous développons une relation à notre propre beauté par la façon dont notre lumière se reflète sur les gens dans notre vie. Lorsque nous sommes accueillis, même enfants, dans nos familles et nos communautés, notre propre lumière brille. Ils nous accueillent, nous accueillons leurs commentaires, nous faisons à nouveau briller notre lumière. La beauté est donc une boucle de rétroaction positive d'un échange d'énergie.

La physique nous apprend que l'énergie a une masse et occupe de l'espace. Pour que nous puissions créer un espace ou un conduit pour l'énergie dans le corps, celui-ci doit être ouvert et avoir de la flexibilité, de la coordination, de l'équilibre, de la force et la liberté de mouvement.

La beauté est dynamique et réactive. Un homme ou une femme séduisante avec une attitude autodestructrice ou une habitude se nuisent à leur beauté. Une personne attirante avec un mauvais alignement corporel diminue sa beauté. La maladresse et la rigidité détournent l'expression de la beauté.

Esthétiquement, on peut dire qu'une personne a un beau nez parce qu'il est bien dessiné et symétrique. Cependant, un nez en soi ne peut pas rendre la beauté tant qu'on ne le compare pas à d'autres traits du visage tels que les yeux, la bouche et les pommettes. Nous pouvons maintenant voir que la beauté peut aussi être un sous-produit de la symétrie, de l'équilibre, de l'alignement et du mouvement. Une bonne posture est donc un élément essentiel de la vraie beauté.

Peut-être avons-nous même été témoins de statues qui, bien qu'inanimées, affichent symétrie, équilibre et éclat dans les couleurs, les traits ou la posture. Peut-être nous souvenons-nous d'un arbre, d'une fleur ou d'une formation qui résonne avec quelque chose en nous. Nous nous sentons inspirés, réconfortés, intrigués par cette beauté. Néanmoins, nous sommes effectivement touchés d'une manière ou d'une autre.

Encore une fois, ce qui nous apparaît comme beau est lié à la façon dont la lumière et l'énergie sont réfléchies à l'œil de celui qui regarde. Ces caractéristiques humaines distinctives de la beauté sont la symétrie, le mouvement, le caractère, l'esprit, le corps et l'esprit.

Voici quelques-unes des indications d'une bonne posture et d'une grande beauté pour les hommes et les femmes : des orteils droits qui ont des arches équilibrées. Les orteils restent droits et centrés, même pendant le balancement et la poussée d'une foulée de marche. Les rotules sont tournées vers l'avant et les jambes sont droites (pas fléchies ou genoux cagneux). L'ensemble du bassin se déplace selon un schéma d'onde gyroscopique (haut-bas, gauche-droite, avant-arrière) pour équilibrer le poids du haut du corps sur son axe central lorsque l'on marche. Le mouvement gyroscopique du bassin sert également à faire pivoter les jambes l'une de l'autre pendant le transfert de poids de la jambe et du pied gauches vers la jambe et le pied droits.

Note spéciale concernant la taille et la corpulence : le bassin d'un homme est plus étroit de gauche à droite et plus grand de haut en bas que celui d'une femme. Ainsi, l'apparence visuelle d'un mouvement pelvien normal sera considérablement plus spectaculaire chez une femme. Un homme ayant le même mouvement gyroscopique sera plus susceptible d'être considéré comme « souple » et non comme « efféminé ». La ligne de taille est perpendiculaire et de niveau d'avant en arrière lorsqu'on la regarde de côté, et de niveau de gauche à droite lorsqu'on la regarde de face.

Pour les hommes et les femmes, la cage thoracique est ouverte et semble large en haut, car les bras et les épaules sont suspendus derrière la ligne médiane du corps. Vues de dos, les omoplates sont à environ un pouce de la colonne vertébrale. Le haut de la poitrine et le haut du dos sont de niveau d'avant en arrière. Principalement pour les femmes : de profil, la taille et le poids de l'avant du corps (y compris la moitié avant de la tête, les seins, le torse et les cuisses) semblent être visuellement équilibrés avec le poids des bras et du dos. La taille et le poids réels n'ont pas d'importance. Le cou semble partir droit de la cage thoracique pour équilibrer la tête uniformément d'avant en arrière. La mâchoire est symétrique de gauche à droite, en mouvement.

Les bras et le bassin se balancent pour équilibrer le corps sur un axe central dynamique. Lorsque cela se produit, la tête semble flotter dans l'espace, la danse dynamique d'une posture magnifique est synonyme de ce qui rend une personne, homme ou femme, belle à regarder, rayonnante de caractère, de charme et de personnalité. Bien sûr, on est attiré par la beauté. C'est un instinct naturel. C'est aussi un instinct naturel d'être beau, de se sentir heureux et de se sentir bien.

Très souvent, les réalités de la vie, malheureusement, nous amènent à déformer notre beauté naturelle et à affaisser notre posture afin de nous adapter aux attentes sociales, culturelles et professionnelles des autres.

Cet affaissement de l'attitude, ou l'attente de celui-ci, peut même se produire à grande échelle. Combien de fois avons-nous vu des peuples ethniquement similaires, et pourtant culturellement très différents ? Taïwanais, République populaire de Chine ou Chinois d'Amérique ?

Barbade, Afrique de l'Ouest ou Brooklyn ? France, Montréal ou La Nouvelle-Orléans ?

Même dans un environnement professionnel ou social, on peut rencontrer quelqu'un qui doit exprimer un aspect différent de sa personnalité afin de coexister dans cette situation. Ce n'est pas nécessairement bien ou mal. Le fait est que lorsque le corps est souple et pleinement expressif, sa beauté intérieure ressort.

Lorsque nos attentes familiales, culturelles et professionnelles nous donnent la permission d'exprimer notre vraie beauté, alors notre beauté peut être un atout pour le monde entier. Lorsque nous nous connaissons parfaitement et que nous nous acceptons en toute confiance, nous pouvons être beaux, ne serait-ce qu'à nos propres yeux. Lorsque notre corps est souple et réactif à la gravité, à la taille, au poids et au mouvement, nous pouvons avoir une posture magnifique.

Une personne vraiment belle se connaît et s'aime et permet à sa beauté intérieure d'être un atout pour la communauté mondiale, la nation, la communauté, sa famille et elle-même. Tout cela nous amène à un point : avec une bonne posture, vous dynamisez votre lumière et la laissez briller partout où vous allez. Avec la tranquillité d'esprit, vous pouvez permettre à votre corps d'être libéré de toute inhibition et de tout doute.

5
RESTEZ BELLE TOUT LE TEMPS

Beaucoup de femmes modernes accordent une grande importance à l'apparence physique. Les femmes magnifiques sont traitées bien mieux que les femmes d'apparence moyenne. Cependant, peu de femmes connaissent les secrets pour être belles. Continuez à lire pour en savoir plus sur la façon de maximiser votre apparence.

Les lunettes de soleil peuvent être un accessoire qui peut nuire ou aider à la beauté. Le port ou non de lunettes de soleil est une décision qui appartient à l'individu en question. Pensez à : « Quel est l'intérêt ? » devrait toujours être posée.

Améliorer votre apparence commence par votre pensée. La plupart des différences entre les personnes qui se perçoivent positivement et celles qui ne le font pas se résument simplement au fait d'avoir les bonnes informations. Une fois que vous savez comment prendre soin de vous, cela devient un peu moins difficile.

La vitamine E est comme le couteau suisse des soins de la peau. Elle a de nombreuses utilisations différentes. Elle garde la peau fraîche et d'apparence lisse. Frottez une petite quantité de vitamine E sur vos ongles afin d'éviter que les cuticules ne s'abîment.

Envisagez d'utiliser l'astuce beauté suivante ! Un mascara allongeant et imperméable donnera à vos cils une apparence plus longue et ne coulera pas. De nombreux mascaras prétendent pouvoir recourber vos cils et leur donner plus de volume. Malheureusement pour le consommateur, ces produits sont souvent lourds sur les cils. Un mascara lourd pourrait endommager vos cils. Utilisez uniquement une formule allongeante et imperméable. Vos cils auront l'air plus épais et auront une courbure vers le haut.

La beauté a tendance à se concentrer sur les soins de la peau, mais ne négligez pas vos dents. Savoir déployer un sourire confiant et gagnant vous servira dans toutes vos relations, romantiques, amicales et professionnelles. Vous réussirez mieux dans ce que vous voulez faire.

Lorsque vous vous maquillez pour le travail, soyez minimaliste. Rafraîchissez simplement avec du fond de teint et de l'anticerne pour masquer les imperfections et conserver un look net. Utilisez des tons neutres simples pour votre fard à paupières. Vous pouvez ajouter du mascara et de l'eye-liner si vous le souhaitez. Prenez soin de brosser vos sourcils et ne les laissez pas trop hors de contrôle. Plutôt que d'utiliser un rouge à lèvres qui change radicalement la couleur de vos lèvres, un look plus naturel sera obtenu avec un brillant à lèvres légèrement teinté ou un rouge à lèvres juste légèrement plus foncé que votre teint naturel. L'utilisation de cette technique vous permet d'avoir l'air professionnel et raffiné tout au long de la journée.

Pour aider à garder votre peau en bon état, essayez d'utiliser de l'eau tiède lorsque vous prenez un bain ou une douche. L'eau chaude fait se dilater les pores de la peau et vous perdez les huiles naturelles dont votre peau a besoin. Ces huiles sont essentielles pour garder votre peau hydratée. Utilisez de l'eau tiède ou tiède, car elle est plus douce pour votre peau, la gardant douce et saine. Vous pouvez également économiser de l'argent sur vos coûts de chauffage de l'eau.

Frotter une serviette sur vos cheveux trop vigoureusement les endommagera et les fera frisotter. Il est préférable d'envelopper vos cheveux dans la serviette, puis de tapoter doucement pour les sécher. Sécher vos cheveux de cette façon est plus long, mais c'est bien mieux.

Une bonne utilisation de la crème solaire est essentielle pour garder votre peau saine et jeune. La crème solaire n'est pas importante qu'en été ; appliquez-la en hiver également, pour éloigner les rides. Assurez-vous d'appliquer un écran solaire sur votre visage et vos mains en hiver.

Vos follicules seront ouverts et cela peut causer des problèmes. Cela peut également provoquer une grave irritation de votre peau. Dans les heures qui suivent l'épilation à la cire ou au sucre, vous devez éviter les produits de soins de la peau qui contiennent des parfums. Le parfum peut irriter votre peau et provoquer une gêne extrême.

Tamponnez un peu de vaseline sur vos sourcils avant de vous maquiller. Vos sourcils auront un aspect brillant et amélioré. Ne mettez pas de vaseline ailleurs, car cela pourrait provoquer des éruptions cutanées.

Prenez une éponge de cuisine dans votre bain et utilisez-la pour frotter votre peau. Elles fonctionnent comme une éponge et peuvent être achetées en vrac pour plus d'économies.

Vous ne devez jamais prendre l'habitude de vous comparer ou de comparer votre beauté à d'autres personnes, en particulier les célébrités. La beauté étant subjective, ce qu'une personne trouve beau, la suivante peut ne pas le trouver. Essayez d'être heureux avec vous-même, tel que vous êtes en ce moment.

Évitez de frotter la peau de votre visage. Faites-le en même temps que vous nettoyez votre visage ou que vous l'hydratez. De plus, ne vous frottez pas le visage pendant la journée non plus ; lorsqu'il vous démange ou que vous vous sentez fatigué. Votre peau aura l'air plus vieille si vous la frottez beaucoup. La meilleure façon de traiter votre peau est de la tapoter légèrement, plutôt que de la frotter.

Utilisez un peu de mascara waterproof si vos yeux sont fatigués. Ce produit peut ouvrir vos yeux et améliorer leur apparence. Gardez des brosses à mascara supplémentaires à portée de main afin de pouvoir briser les amas et éliminer les flocons autour de vos yeux.

Utiliser un fard à joues rose ou corail peut aider à adoucir votre look, surtout si vous avez un visage carré. Utilisez vos doigts pour appliquer la crème sur vos joues. Ensuite, effectuez un mouvement de traction doux pour estomper la couleur jusqu'aux tempes.

Si vous voulez sécher vos cheveux au sèche-cheveux, assurez-vous d'utiliser un spray protecteur de chaleur au préalable afin de prévenir les dommages. Vous pouvez en trouver dans les magasins à grande surface. Il est utilisé pour prévenir les pointes fourchues et aider vos cheveux à sécher plus rapidement. Il sent bon et aide vos cheveux à retenir l'humidité.

Si vous voulez avoir les pieds doux, utilisez de la vaseline. L'huile de coco est une huile entièrement naturelle et abordable qui pénètre en profondeur, nettoie et adoucit la peau. En vous frottant la peau tous les deux jours, vous la garderez douce et lisse.

Essayez de mettre de la vaseline sur vos talons et vos pieds pendant que vous dormez. Vos pieds seront doux et lisses comme s'ils venaient d'être pédicurés. En utilisant cette technique régulièrement chaque soir, assurez-vous de ne pas oublier de le faire. Après avoir appliqué la vaseline, enfilez une paire de chaussettes et couvrez-vous les pieds avant de vous coucher.

6

SECRETS DE BEAUTÉ ULTIMES

Nous avons tous déjà vécu une urgence mode ou souhaité pouvoir améliorer notre rituel beauté avec des ajustements faciles et peu coûteux. Alors, voici quelques astuces rapides et faciles pour éviter ce bouton disgracieux, garder les poches sous les yeux à distance et avoir une peau magnifique tout au long de l'année.

Bouton Rx

Vous sentez un bouton arriver et vous ne pouvez pas vous promener avec du dentifrice blanc crayeux sur le visage ? Essayez de tamponner un peu de votre parfum sur l'imperfection à quelques reprises au cours de la journée. L'alcool du parfum aidera à l'assécher (et vous sentirez bon!).

Mieux dormir

Vous avez du mal à vous endormir, mais vous avez épuisé votre ordonnance de somnifères ? Pourquoi ne pas essayer de trouver le sommeil naturellement ? La lavande est réputée pour favoriser les ondes alpha, qui sont nécessaires pour obtenir un sommeil réparateur. Essayez de prendre un bain avant de vous coucher avec des sels de lavande ou de l'huile essentielle de lavande.

Voici une idée : prenez un oreiller facial à la lavande et mettez-le au micro-ondes à basse température pendant quelques minutes, puis placez-le à l'intérieur de votre taie d'oreiller. Mettez vos bras au-dessus de votre tête et joignez les mains, puis étirez vos articulations aussi loin que possible vers la droite (assurez-vous de rester confortable), puis revenez sur votre corps vers la gauche. Répétez l'opération environ cinq fois. Inspirez profondément pendant que vous effectuez ces étirements, ce qui permettra à l'oxygène de circuler.

Une moue parfaite

On peut toujours rêver d'avoir des lèvres comme Angelina - naturellement bien sûr. La plupart d'entre nous ont au moins pensé à utiliser un repulpeur de lèvres, espérant se regarder dans le miroir et voir des lèvres glorieusement pulpeuses nous sourire en retour. La clé est de préparer les lèvres au repulpeur afin qu'il puisse pénétrer et faire son travail.

Voici une petite astuce qui ne vous coûtera pas un centime. Appliquez une petite quantité de Vaseline sur une brosse à dents à poils souples qui a été humidifiée à l'eau chaude. Brossez doucement les lèvres pendant environ 2 minutes - vous voudrez peut-être le faire en regardant la télévision, deux minutes peuvent sembler une éternité. Retirez la Vaseline avec une serviette humide ou un gant de toilette doux, puis séchez en tamponnant. Appliquez une crème hydratante, un écran solaire et un repulpeur pour les lèvres. Ensuite, allez exhiber vos lèvres magnifiquement pulpeuses.

P.S. Si vous n'avez pas envie d'utiliser un produit de maquillage pour les lèvres acheté dans le commerce, appliquez une infime quantité de poivre de Cayenne sur vos lèvres. Ça vous fera un peu mal, mais qu'est-ce qu'une petite douleur au nom de la beauté ?

Peau de bébé douce

Vous vous demandez pourquoi certaines femmes semblent avoir une peau pulpeuse et hydratée même en plein hiver alors que la vôtre est si sèche qu'elle vous fait mal quand vous souriez ? Il y a de fortes chances que ces autres femmes fassent quelques petites choses différemment - ou alors elles sont génétiquement parfaites et on ne les aime pas de toute façon.

Lorsqu'il s'agit de garder votre peau hydratée, il est logique de boire beaucoup d'eau. Cela permet de maintenir les cellules de votre corps hydratées, de sorte que votre peau paraît lumineuse et que votre appétit est réduit (une belle peau et une silhouette mince - c'est trop pour le prix d'un !). Vous l'avez déjà entendu, mais nous le répétons, buvez huit verres de 250 ml par jour. Votre peau vous en remerciera.

Voici quelque chose que vous n'avez peut-être jamais entendu auparavant : l'eau distillée est la meilleure à boire car le chlore et les autres contaminants sont fortement réduits lorsque l'eau est bouillie. Pour hydrater votre peau tout au long de la journée, essayez un brumisateur d'eau purifiée.

Bases de l'hydratation

Le meilleur moment pour s'hydrater est immédiatement après le bain, lorsque votre corps est humide. Appliquez du beurre corporel, de la crème corporelle ou de la lotion corporelle pour retenir l'humidité. Et vous n'avez pas besoin de dépenser beaucoup d'argent.

Certains pensent que plus une crème hydratante est chère, plus elle sera efficace contre la peau sèche. Mais c'est en réalité un mythe. Cela ne veut pas dire que les lotions coûteuses ne nous donnent pas l'impression d'être plus luxueuses (même si c'est juste parce qu'on sait combien elles coûtent). Mais la bonne nouvelle - surtout si vous n'avez pas un budget beauté de 200 $ par mois - est que vous pouvez toujours avoir une peau éclatante et rayonnante pour le prix de vos Starbucks et muffins quotidiens, en vous rendant simplement à la pharmacie du coin. Il existe de nombreuses crèmes hydratantes de qualité qui hydratent et revitalisent la peau sèche et assoiffée avec des ingrédients naturels comme le beurre de karité et la vitamine E.

En plus d'appliquer une lotion quotidiennement, voici quelques autres conseils utiles pour garder une peau lisse pendant les mois d'hiver :

• Prenez des douches plus courtes et limitez votre exposition à l'eau chaude. Essayez d'allumer la radio et de vous limiter à 2 ou 3 chansons comme guide.

• Évitez les frottements intenses pendant la douche. Choisissez un savon doux plutôt qu'un exfoliant. Voici une idée. Le gant de toilette Beauty Skin exfolie en douceur la peau grâce à une texture spéciale qui stimule la circulation sanguine, tout en vous demandant d'utiliser moins de savon.

• N'oubliez pas votre écran solaire ! Les dommages causés par le soleil peuvent encore se produire même lorsqu'il y a des nuages dans le ciel, il est donc très important de continuer à porter un FPS d'au moins 15 chaque jour.

Cheveux sans frisottis

Vous allez oublier votre produit coiffant ? Pas de panique et surtout ne laissez pas vos cheveux paniquer. Appliquez une noisette de lotion pour les mains dans vos mains, puis lissez doucement les cheveux. Cela aidera à dompter les cheveux indisciplinés. Vous pouvez également utiliser une petite quantité de Vaseline sur les pointes de vos cheveux.

Décongestionner les yeux

Ordinateur, trop peu de sommeil, trop de sommeil, stress - tout peut faire gonfler vos yeux comme un wonton au fromage à la crème. Si vous cherchez une solution rapide plus efficace que les concombres, essayez un sachet de thé vert ou de thé noir (il doit contenir de la caféine). Mettez-le dans de l'eau chaude, puis mettez-le au congélateur pendant 5 minutes. Si vous avez un peu de prévoyance, prenez un antihistaminique comme le Benadryl la veille au soir et vous vous réveillerez sans poches. Les compléments alimentaires peuvent également aider à lutter contre les poches. Le MSM avec glucosamine, l'huile de lin et l'huile d'onagre semblent tous contribuer à atténuer les poches.

Traces de bronzage artificiel

Avec toute la publicité sur le cancer de la peau, vous vous sentez coupable d'avoir bronzé à l'ancienne. Vous avez donc essayé un autobronzant ou peut-être avez-vous opté pour la cabine Mystic Tan. Malheureusement, vous avez fini avec des traces révélatrices sur les bras, les jambes, les pieds... bref, partout. Ne vous inquiétez pas, vous n'aurez pas à porter un col roulé et un pantalon jusqu'à ce qu'il s'estompe. Sautez sous la douche immédiatement (une partie s'enlèvera inévitablement de toute façon) et frottez généreusement avec un gommage corporel exfoliant suivi d'un gommage vigoureux avec un luffa. Pour les cas vraiment difficiles autour des chevilles, des pieds, des coudes et des mains (généralement les parties les plus sèches de votre corps), vous pouvez utiliser une lime à callosités pour éliminer les traces disgracieuses. Nous ne recommandons pas d'intégrer ces mesures à votre routine régulière, mais si vous avez un grand événement, vous ne pouvez pas non plus vous présenter comme si vous aviez eu une altercation avec une bombe de peinture orange.

Mieux encore, évitez de frotter votre peau frénétiquement avec St. Tropez Self-Tan Remover. Comme par magie, il élimine les taches disgracieuses de vos paumes et autres parties du corps si vous faites une erreur (seul bémol : il ne fonctionne que jusqu'à 4 heures après l'application de l'autobronzant). Vous le trouverez chez Sephora, Bath and Body Works, Victoria's Secret et les salons Red Door.

Pour une application d'autobronzant plus uniforme, essayez Tan Airbrush in a Can.

Quand vous n'avez pas...

• **Gel pour les cheveux** UTILISEZ... **Lotion**

• **Mascara** UTILISEZ... **Vaseline** (ça marche ! il suffit d'en appliquer légèrement, vous n'avez pas besoin d'avoir des cils de poupée)

• **Crème anti-boutons** UTILISEZ... **Parfum** pour une utilisation en déplacement / **Dentifrice blanc** pour une utilisation à domicile uniquement.

• **Brillant à lèvres** UTILISEZ... **Vaseline**

• **Néosporine** UTILISEZ... **Miel**

• **Repulpeur de lèvres** UTILISEZ... **Poivre de Cayenne**

• **Gel pour les yeux** UTILISEZ... **Sachets de thé congelés**

7
LA BEAUTÉ REND-ELLE JALOUSE ?

Les femmes peuvent être si bestiales les unes envers les autres. Les femmes peuvent aussi être l'auteur de haine envers d'autres femmes. Les femmes peuvent **instiguer** et **continuer** une trainée de destruction envers une autre femme. Il peut être très inconfortable de reconnaître que les femmes peuvent agir tout aussi agressivement que les hommes et **causer la rupture émotionnelle chez** d'autres, surtout envers d'autres femmes. Il existe de nombreuses raisons diverses et étrangement étranges pour lesquelles les femmes se comportent mal et la jalousie est l'une de ces raisons. Lorsque l'œil vert de l'envie regarde du haut de la chaire de la vision intérieure chez une femme, les résultats peuvent aller d'un léger contact verbal à un comportement carrément incroyablement haineux. En raison de la jalousie, une femme peut *apparaître* temporairement folle. Certains comportements comprennent des rages verbales qui semblent irrationnelles et incessantes ; son corps raidi par le venin qui s'échappe de chaque pore. La jalousie est puissante et peut détruire à la fois celle qui la ressent et celle qui la reçoit.

Ce Mythe de la Beauté examine l'impact global sur les femmes et nous examinerons l'impact psychologique sur les femmes. Pour résumer le concept et expliquer le Mythe de la Beauté, voici un bref aperçu.

Le Mythe de la Beauté est une idéologie allégorique sur ce à quoi une femme devrait *ressembler* pour être facilement acceptée dans la société. Les hommes, pour contrôler les femmes, construisent cette idéologie. L'idéologie de la beauté comme dans le Mythe de la Beauté n'est pas défi-nie, il n'y a donc pas de lignes directrices ou de démarca-tions claires.

Il existe de nombreuses façons dont une femme gravite vers le fait de se rendre attrayante et d'apaiser les hommes, et le langage qui en résulte, parlé ou non, détermine la façon dont les femmes se perçoivent. Les femmes perpé-tuent systématiquement le Mythe de la Beauté en se soumettant à un régime incessant de toilettage, y compris le recours à la chirurgie, aux cosmétiques et aux régimes. Une femme n'a pas besoin d'être consciente du Mythe de la Beauté pour être complice de son langage. Le contrôle exercé sur les femmes par les hommes rend les femmes incontrôlables d'esprit et de corps alors qu'elles s'efforcent d'être acceptées. Rappelez-vous que ce à quoi le concept actuel de beauté devrait *ressembler* n'est pas défini ! Alors que cela se produit localement pour les femmes, la femme considère alors ses autres femmes comme des rivales potentielles. Les femmes sont en compétition avec d'autres femmes, rivalisant pour l'attention des hommes, créant une guerre les unes contre les autres qui peut *apparaître* comique pour certains, mais qui est sans aucun doute très débilitante pour les femmes réciproquement.

Les femmes acceptent de s'efforcer d'atteindre le poids « idéal » et maintiennent cette notion même au risque de leur propre santé. Dans certains contextes, cet idéal n'est rien de moins qu'une expérience avec leur vie. Pour tenter de masquer son propre manque d'estime de soi, une femme peut créer une compétition clandestine avec ses collègues, ses pairs et même ses amis pour *apparaître* comme la plus belle et donc la plus acceptable aux yeux des hommes. Cette femme jalouse archétypale est-elle réelle ou fictive ? Il suffit de regarder autour de soi.

Les femmes qui regardent les autres femmes tout en se mesurant et en laissant parfois les autres se sentir inférieures aux normes. Si une femme particulière se mesure à une autre femme et sent qu'elle est plus attirante qu'elle ne perçoit sa « rivale », il suffit d'observer sa physiologie changer de façon prolifique en un instant. Si elle perçoit que cette même « rivale » possède un attribut qu'elle souhaite personnellement obtenir, ce même changement dans sa physiologie est évident, mais cette fois, elle se replie sur elle-même. L'omniprésence du Mythe de la Beauté est en effet puissante même si elle n'est pas comprise par ses participantes. Le concept du Mythe de la Beauté fait de la jalousie des femmes envers les autres femmes une certitude.

Les jeunes filles sont tenaces ; elles sont déterminées et sûres d'elles. Elles peuvent *apparaître* comme autoritaires et savent comment obtenir ce qu'elles veulent. Elles peuvent manipuler les autres à leur avantage sans sourciller. Cette jeune femme sait qui elle est et se battra pour le contrôle dans son cercle. (Cette description est archétypale des jeunes femmes avant que la société ne leur apprenne que leurs voix ne doivent pas être entendues, une autre discussion !) Souvent, la jeune femme qui se considère comme mentalement et émotionnellement forte va rechercher des amies qui lui *apparaissent* comme le contraire de ses traits de caractère. De cette façon, elle continuera à régner. Lorsqu'elle se lie d'amitié avec une autre jeune femme qui se présente ensuite ouvertement avec les mêmes traits de caractère forts, elles peuvent rester amies mais connaîtront des accès de rivalité l'une envers l'autre. Cependant, la raison pour laquelle elles resteraient amies doit être expliquée plus en détail.

La nécessité de régner est secondaire en termes spirituels à l'aspect plus important d'avoir, de nourrir et de maintenir des amies. Cela signifie que si le besoin de régner est fort, il est né des pressions exercées sur elles par le monde extérieur. Le besoin d'amies est né de leur monde intérieur (subconscient) et est beaucoup plus fort que le besoin de régner. Les jeunes femmes, les femmes en pleine croissance et les femmes trouveront un endroit confortable les unes avec les autres qui accueillera leur rivalité tant qu'elles seront amies. Cela signifie-t-il que ce Mythe de la Beauté perpétue ces traits déjà présents chez les femmes et les utilise contre elles ?

La compétition entre les femmes pour se faire belles afin de surpasser leur « rivale » n'est pas explicite. Il n'y a pas de mots utilisés qui déterminent de tels actes de rivalité ; la compétition est clandestine. Il y a des moments où une femme trahit son sentiment d'être en guerre lorsqu'elle évoque négativement le « succès » de sa rivale, la taquinant sur ses « afflictions » perçues. Ou lorsqu'une femme est perçue comme ayant « atteint » la beauté mythologique, le retour de bâton de ses pairs est bien trop évident. Les piques, les médisances ou même les traitements silencieux infligés à la pauvre femme sont des outils utilisés pour démontrer le malaise que les femmes ressentent envers leur « rivale », mais qui découlent de leur propre manque d'identité positive. Ce besoin de régner (qui commence dès le plus jeune âge) est toujours présent, mais il est rendu plus complexe lorsqu'elles vieillissent et qu'elles se disputent également l'acceptation des hommes.

Les jeunes filles de la cour de récréation envoient manifestement une autre pauvre fille « à Coventry » simplement parce qu'elle a une paire de chaussures brillantes que la fille dominante n'a pas. L'adolescente qui se retourne contre son amie parce que celle-ci ne lui rend pas la pareille dans sa recherche d'attention. La nouvelle venue au travail qui rend l'uniforme d'entreprise standard incroyablement sexy sans même essayer. Les mannequins jouent avec leur santé pour tenter d'être les plus minces et donc les plus belles parmi leurs pairs. Elle a appris que cela lui assure du travail en permanence. Les médias dépeignent en arrière-plan des scènes de femmes clichés se comportant de manière stupide les unes envers les autres dans la même tentative de régner et d'être acceptées. Les célébrités du cinéma recherchent toutes la réduction de poids que la caméra « ajoute en kilos » et les médias crient sur toute imperfection sur une femme de manière publique. Toute publicité n'est pas bonne ! Des querelles sont déclenchées par des femmes avec d'autres femmes simplement à cause de perceptions basées sur l'apparence. Cela est encore pire si cette célébrité féminine est digne d'intérêt et surexposée. Ainsi, toutes les femmes sont en quelque sorte affectées par la beauté et peuvent devenir, associées à un trait typiquement féminin, s'étendre à la jalousie. Les niveaux que la jalousie peut atteindre dépendent de ce que la femme attaquante sent qu'elle a à gagner à éteindre sa rivale ou de ce qu'elle a à perdre.

Voici quelques explications de la jalousie :

Crainte ou appréhension d'être supplantée ; appréhension de perdre l'affection ou la position ; ressentiment ou amertume dans la rivalité ; avoir à voir avec ou découlant de sentiments d'envie, d'appréhension ou d'amertume ; vigilant à garder quelque chose ; intolérant à la déloyauté ou à l'infidélité, autocratique.

Le besoin de se sentir belle et donc acceptée par soi-même et les autres est inextricablement lié au fait d'avoir une meilleure estime de soi. Cela augmente la compétition entre et pour les femmes. Les « récompenses » sont à la fois égocentriques pour les femmes et pour les hommes. Cependant, avec l'omniprésence du Mythe de la Beauté qui fait de la jalousie un gagnant à coup sûr pour les hommes, quel que soit le sexe du vainqueur de la compétition, ils ne peuvent pas perdre. Tant que les femmes ne construiront pas leur estime de soi sur des sentiments d'individualisme, de compassion pour les autres femmes et d'acceptation des autres femmes et de leurs traits tout aussi beaux, la guerre avec la jalousie continuera. Le Mythe de la Beauté continue de régner sur la femme qui pense régner. Tant que nous ne comprendrons pas qu'ils sont le fruit des illusions écervelées des hommes et n'aspirerons jamais à la véritable égalité, ils resteront spirituellement incarcérés. La création de « la femme » doit se produire et la façon dont cela se fera est de comprendre qui elles sont et de se détacher des attentes des hommes. Les femmes ont besoin de se construire spirituellement en prenant conscience de leurs ressources intérieures pour commencer à négocier avec les hommes sur un pied d'égalité, car pour l'instant, les hommes n'ont pas à négocier avec les femmes sur un pied d'égalité.

Conseils de beauté pour les femmes pour rester en bonne santé et belles

Les conseils de beauté pour les femmes sont une recherche permanente, et l'une des grandes tentations, si vous pouvez vous le permettre, est d'avoir recours à la chirurgie pour aider à masquer votre vieillissement naturel. Malheureusement, il existe de nombreux témoignages de femmes qui ont l'impression d'avoir l'air pire après leur coûteuse chirurgie plastique qu'avant. Plutôt que de prendre le risque d'une opération qui tourne mal, il existe de nombreux conseils et techniques que vous pouvez utiliser pour rester belle et vous sentir bien dans votre peau plutôt que d'opter pour une opération. Dans cet article, nous examinons quelques conseils de beauté qui vous permettront d'afficher votre âge avec fierté et confiance.

Alimentation

L'alimentation est peut-être l'un des conseils de beauté les plus importants pour les femmes afin d'avoir et de conserver une apparence saine. Consommer beaucoup de fruits, de légumes et d'aliments à base de riz ne se limite pas à améliorer la santé. Un tel régime aide également à prévenir la prise de poids et augmente votre niveau d'énergie pour vous garder active tout au long de la journée. Ces types d'aliments ont également l'avantage de favoriser des cheveux sains et brillants, des ongles forts et une peau éclatante de santé.

L'eau

Ne sous-estimez jamais l'importance de boire suffisamment d'eau chaque jour, ce qui en fait l'un des meilleurs conseils de beauté pour les femmes. Éviter la déshydratation présente de nombreux avantages, dont l'effet qu'elle a sur l'apparence du teint de votre peau. De nombreuses boissons courantes comme les boissons gazeuses, le café et surtout l'alcool contribuent en fait à dessécher votre peau et à favoriser l'apparition des rides. Pour éviter ces effets déshydratants qui peuvent entraîner des rides, il est important de boire beaucoup d'eau et d'utiliser un hydratant quotidien. Une combinaison simple mais efficace pour réduire l'apparition des rides. Les fumeurs et les adorateurs du soleil courent également le risque d'avoir des rides prématurées, il est donc essentiel de porter un écran solaire pendant les chaudes journées d'été, même lorsqu'il fait nuageux. Arrêter de fumer ne fera pas que décourager les rides, mais pourrait également vous permettre de vivre plus longtemps.

Exercice régulier

Une liste de conseils de beauté pour les femmes ne serait pas complète sans mentionner la nécessité et l'importance de l'exercice régulier pour rester en bonne santé et en beauté en vieillissant. Rester actif est la clé, que vous aimiez simplement marcher ou des activités plus intenses comme le jogging, la natation, le vélo ou des sports comme le football, le hockey, le baseball, le tennis, le ski, et la liste est longue. Toutes ces activités vous aident à rester en bonne santé et à vous sentir bien dans votre peau, de sorte que vous n'envisagerez même pas de recourir à la chirurgie pour faire face au vieillissement. Un autre avantage de l'exercice régulier est l'effet bénéfique caché qu'il a également sur votre état mental et sur la façon dont vous vous sentez.

Acceptation de l'âge

Notre dernier point sur les conseils de beauté pour les femmes concerne l'acceptation de l'âge. Apprendre à vivre avec son âge est une chose que beaucoup de gens refusent d'accepter. Souvent, ce déni de l'âge conduit ces personnes à se ridiculiser en public ! Par exemple, les femmes d'une cinquantaine d'années qui essaient de s'habiller comme des jeunes de 20 ans, portant des vêtements moulants et les cheveux décolorés, alors qu'il est clair qu'elles n'ont pas la silhouette ou l'apparence nécessaires pour le faire. Ce n'est certainement pas l'un des conseils de beauté que nous voulons encourager !

Apprenez plutôt à vous habiller et à vous comporter d'une manière qui correspond à votre âge. Assumez votre âge et ayez l'air d'être vous-même plutôt que d'essayer d'être quelqu'un que vous n'êtes manifestement pas, du moins pas depuis 20 ans. Cela ne veut pas dire qu'il y a quelque chose de mal à porter des vêtements à la mode ou tendance, ni à se teindre les cheveux pour couvrir les cheveux gris, mais ne finissez pas par ressembler à un clown ! Vous pouvez avoir l'air en forme sans être le centre d'attention pour de mauvaises raisons.

Le vieillissement est un processus naturel auquel tout le monde doit faire face. Malheureusement, beaucoup de gens refusent d'accepter ce fait et plutôt que d'apprendre à vivre avec et de regarder les aspects positifs, ils passent leurs journées, et parfois de grosses sommes d'argent, à essayer de tromper la nature. Plutôt que de chercher en ligne et de lire des livres sur des livres sur les conseils de beauté et de chercher la pilule magique de la jeunesse éternelle, ils devraient prêter attention aux choses fonda-mentales.

Il suffit de manger des aliments sains, de boire beaucoup d'eau, de s'engager dans une routine d'exercice régulière et d'apprendre à être belle en suivant ces conseils de beauté de base pour les femmes. Cela vous aidera à avoir l'air et à vous sentir bien dans votre âge actuel, quel qu'il soit, et quel qu'il soit dans le futur.

8

CONSEILS DE BEAUTÉ POUR LES FEMMES DE PLUS DE 50 ANS

Les femmes de plus de 50 ans ont besoin de prendre soin de leur beauté pour paraître plus jeunes et belles. Elles doivent porter une attention particulière à leur peau et à leur santé afin de retarder le vieillissement. Elles devraient utiliser des rouges à lèvres crémeux plutôt que brillants ou mats. Vous pouvez utiliser un baume à lèvres contenant de la vitamine E ou appliquer de la Vaseline.

Il n'y a aucune raison de ne pas être belle après 50 ans. Il est impossible d'arrêter le vieillissement pour toujours, mais vous pouvez préserver votre apparence jeune pendant de nombreuses années, atténuer les rides et garder une peau plus douce.

Voici quelques conseils qui aident les femmes à paraître belles à 50 ans :

• En vieillissant, on a tendance à se déshydrater et la peau devient plus sèche. Boire beaucoup d'eau aide à hydrater la peau de l'intérieur.

• Vous devez adopter une bonne alimentation pour réparer les dommages cutanés. Elle doit inclure tous les nutriments qui aident à rester en forme et à paraître plus jeune.

• Il est recommandé de commencer à faire de l'exercice pour améliorer sa condition physique. Ces exercices augmentent la flexibilité, réduisent le stress et améliorent même la mémoire. Cela vous aide à rester en forme et belle à 50 ans.

• N'utilisez pas de savons qui dessèchent la peau. Utilisez des savons et des lotions hydratants pour prévenir le vieillissement.

• Appliquer un masque facial une fois par mois laissera votre peau lisse et sans rides. Vous devez également en appliquer sur le dos de vos mains et laisser agir pendant 15 à 20 minutes, car les mains peuvent également révéler votre âge.

• Vous devez utiliser un écran solaire avec un FPS de 15 pour protéger votre peau des rayons UVB et UVA.

• Évitez d'appliquer un maquillage et des poudres épais sur votre peau, ce qui la rendra sèche et mate. Choisissez plutôt un crayon à lèvres qui vous aidera à définir vos lèvres.

9

IDÉES DE BEAUTÉ POUR LES FEMMES

Une femme veut rester belle toute sa vie, et une belle apparence s'accompagne d'une confiance et d'une estime de soi renforcées. Il est important de connaître les meilleures façons de prendre soin de sa peau, de ses cheveux, de ses yeux et de ses ongles afin de rester belle. Parmi les conseils beauté pour les femmes, il y a un changement de style de vie qui implique une alimentation et des habitudes saines.

La peau réagit à ce que nous mangeons, et une peau d'apparence saine indique une alimentation saine. Il est nécessaire d'avoir une alimentation équilibrée, et la peau s'épanouira grâce à une alimentation riche en fruits et légumes. Ceux-ci aident à régénérer la peau pour lui donner un éclat sain. Boire jusqu'à huit verres d'eau par jour est un autre conseil de beauté qui garantira que votre peau est bien nettoyée.

Pour garder cette peau éclatante, il est conseillé d'entreprendre le soin du visage en trois phases qui comprend le nettoyage, la tonification et l'hydratation. La première chose à faire est de vous laver le visage avec le nettoyant approprié, suivi du nettoyage en profondeur. La tonification vient en deuxième, suivie de l'hydratation qui garantit que votre visage ne se dessèche pas. L'utilisation d'un écran solaire est fortement recommandée à tout moment car la peau est très sensible aux changements climatiques. La surexposition au soleil est une cause connue de cancers de la peau et il est donc important de s'assurer de toujours porter votre écran solaire. Les lèvres sont un élément important du visage, et vous ne voulez pas les avoir gercées et sèches. Il est donc préférable d'appliquer un baume à lèvres, de la vaseline ou de la gelée de pétrole pour s'assurer qu'elles sont bien hydratées tout au long de la journée.

Les cheveux définissent une femme et plus ils sont sains, mieux c'est. Parmi les conseils de beauté pour les femmes, il y a celui de se couper les cheveux souvent pour les débarrasser des fourches. Il est également conseillé de les garder en bonne santé en utilisant des masques au henné, des protéines naturelles ou des masques *amla-reetha-shikakai*. Les cheveux doivent être hydratés et les huiles telles que l'amande, le ricin et l'olive sont fortement recommandées. Pour vous assurer que votre cuir chevelu reste propre et sans pellicules, il est important de vous laver les cheveux au moins deux fois par semaine. L'après-shampoing est vital, car il garantit que vos cheveux sont doux et faciles à coiffer.

Coiffer vos cheveux de manière appropriée fait partie des conseils de beauté pour les femmes, et il est important de les coiffer en fonction de la forme de votre visage. Un autre conseil de beauté pour les femmes est de s'offrir un massage corporel hebdomadaire pour s'assurer que votre corps reste ferme et hydraté.

Pour éliminer les poils indésirables, l'idéal est d'opter pour l'épilation à la cire pour les jambes et les mains. Lors de l'achat de cosmétiques, il est important de les tester pour s'assurer qu'ils ne finissent pas par nuire à votre peau. Pour ce faire, effectuez un test cutané afin de vous assurer qu'ils ne provoquent pas de réaction ou d'allergies. Les conseils de beauté pour les femmes concernant les cosmétiques insistent sur le fait que vous devez vous en tenir à une marque qui convient à votre peau, car en essayer beaucoup d'autres peut la rendre sensible. Un autre conseil de beauté important est de s'assurer de retirer tout votre maquillage avant de vous coucher. Cela vous évite d'emporter des débris au lit, ce qui peut provoquer des éruptions cutanées, de l'acné et une sécrétion excessive de sébum.

10

CONSEILS DE BEAUTÉ POUR LES FEMMES DE PLUS DE 60 ANS

Au fur et à mesure que vous vieillissez, vous pouvez percevoir votre vraie beauté. Les femmes, au fil des années, aspirent à paraître belles, ce qui nécessite une attention particulière. Les conseils de beauté pour les plus de 60 ans encouragent à prendre soin de sa coiffure, à atténuer les marques de vieillissement et les rides, et à utiliser le maquillage avec parcimonie pour que votre apparence ne semble pas artificielle.

Habillez-vous avec élégance, affichez une belle peau, prenez soin de votre corps et développez un sens du style affirmé - rien ne devrait vous arrêter même si vous avez atteint la soixantaine. Le facteur le plus important est de suivre un régime alimentaire équilibré et une routine de soins de la peau adaptée. Les soins de la peau ne concernent pas seulement ce que vous appliquez à la surface, mais aussi ce que vous ingérez. Par conséquent, si vous ne nourrissez pas votre corps de l'intérieur, il est impossible d'avoir une peau saine et éclatante. Assurez-vous de consommer une alimentation équilibrée composée de légumes frais, de fruits frais et de grains entiers.

En vieillissant, vous devriez augmenter votre consommation d'aliments riches en vitamines A et E. Cela permet de reconstituer les quantités naturelles de vitamines dans le corps. Les vitamines A et E favorisent le renouvellement cellulaire à la surface de la peau et la rendent plus radieuse. Ceci est essentiel au processus naturel de régénération cellulaire du corps.

Alors, assurez-vous de manger beaucoup de légumes verts et jaunes ! En vieillissant, notre peau perd de son hydratation et devient sèche et tendue. Elle développe une texture ridée et paraît terne et sans vie. Cette sécheresse est causée par les changements hormonaux, la perte d'hydratation des couches supérieures de la peau et une diminution des lipides intracellulaires. N'oubliez jamais d'hydrater votre peau correctement.

Voici quelques conseils de beauté simples pour les femmes de plus de 60 ans :

1 Travaillez avec un rouge à lèvres crémeux au lieu d'un fini mat ou brillant.

2 Utilisez un produit qui neutralise les lèvres car il les rendra plus pulpeuses.

3 Un crayon à lèvres peut être utilisé pour définir les lèvres.

4 La couleur du crayon à lèvres doit être très proche de la teinte naturelle de vos lèvres.

5 Vous pouvez avoir différentes teintes de rouge à lèvres (toutes dans des couleurs audacieuses) pour différentes occasions, tenues et humeurs.

6 Évitez l'utilisation de maquillage lourd.

7 Évitez d'utiliser trop de poudre, car cela desséchera votre peau et lui donnera un aspect plus terne.

8 Utilisez des savons hydratants et des lotions pour hydrater votre peau.

9 Votre alimentation doit être saine et équilibrée.

10 Boire beaucoup d'eau vous aidera à hydrater votre peau.

11 Des produits avec un FPS de 15 ou plus doivent être utilisés avec une protection UVB et UVA.

12 Ayez confiance en votre beauté et rappelez-vous qu'il est toujours conseillé de se sentir belle de l'intérieur.

13 Connaissez votre personnalité et mettez en valeur votre identité en conséquence.

14 Assortissez votre tenue vestimentaire à la paire de chaussures parfaite.

15 Utilisez des couleurs - que ce soit pour le maquillage, les robes ou les accessoires.

16 Souriez et vous trouverez alors un éclat naturel sur votre visage.

Vous n'avez pas à toujours juger, essayez simplement de nouvelles choses excitantes. Le monde a beaucoup changé au fil des ans, mais il est normal de changer avec lui.

11

CONSEILS DE SANTÉ ET DE BEAUTÉ POUR LES FEMMES

Être femme, c'est bien plus qu'avoir des organes féminins, c'est apprendre à comprendre son corps aux différentes étapes de la vie et à anticiper les petits maux avant qu'ils ne deviennent de réels problèmes. Les besoins de votre corps lorsque vous étiez une jeune fille de 17 ans ne peuvent être les mêmes que lorsque vous avez 57 ans. Cependant, quel que soit votre âge, à un moment ou à un autre, en tant que femme, votre santé et votre beauté seront affectées par l'une des conditions suivantes : rides du visage, infection vaginale, menstruation anormale, affaissement des seins, infertilité féminine, cellulite, vergetures, varices, ménopause, constipation, dépression, carence en vitamines, et la liste est encore longue.

Comment avoir une peau saine et belle ?

Chaque femme désire avoir une peau radieuse ; malheureusement, la plupart ne comprennent pas les causes de leurs problèmes de peau. Chaque jour, notre corps est agressé par la pollution, le soleil, la transpiration, le stress, les abus en tout genre tels que le tabac, l'alcool et la malbouffe. Pour avoir une peau saine et belle, il est primordial de contrer les effets de ces agresseurs en adoptant un mode de vie sain incluant une alimentation équilibrée, de l'exercice physique régulier et un bon sommeil.

Cependant, parfois, tous ces efforts quotidiens ne suffisent pas. Plus nous avançons en âge, plus le corps requiert de petites attentions qui nécessitent un peu de cosmétique. Nous vous conseillons d'utiliser des produits pour la peau sûrs et naturels. Des soins sûrs et naturels, appliqués régulièrement, peuvent grandement contribuer à protéger votre apparence des ravages du temps et de la pollution.

La beauté féminine a pour but de plaire aux autres et de vous faire sentir bien dans votre peau. Se trouver belle est essentiel pour vivre en harmonie avec soi-même et avec les autres.

Gardez votre peau propre et nette.

Prendre soin de soi, c'est prendre soin de sa peau au quotidien. Le nettoyage de la peau doit être effectué quotidiennement en utilisant des produits qui n'altèrent pas son équilibre naturel ou ne l'endommagent pas. La peau est exposée aux agressions extérieures. De par sa position périphérique, la peau est inévitablement attaquée par la poussière, la pollution, qui se mêlent au sébum et à la sueur, perturbant l'équilibre de sa surface. Vous avez besoin d'une crème antioxydante naturelle pour réparer ces dommages. Aujourd'hui, inconsciemment, les gens ont tendance à abuser des gels douche ou des produits anti-âge qui, la plupart du temps, font plus de mal que de bien à la peau. Soyez conscientes que ces produits peuvent augmenter le risque de dommages causés par les UV à votre peau.

Prendre soin de votre visage

Votre visage est votre passeport ; ne le négligez jamais. La peau de votre visage est constamment agressée par l'environnement : températures trop élevées ou trop basses, vent, pollution, changements de température. Elle a besoin d'être protégée par l'utilisation d'une crème antioxydante. Crème protectrice ou crème réparatrice, le choix de votre crème dépend de votre type de peau et de vos besoins. Vivre en ville, au froid, travailler à l'extérieur ou dans un endroit confiné, votre crème pour le visage doit également offrir un degré de protection adapté à votre mode de vie. Elle doit aussi être adaptée à la nature de votre peau (peau sèche, peau grasse, peau mixte), le choix de votre crème hydratante est essentiel pour mieux protéger la peau de votre visage et lui permettre de retrouver son équilibre.

Féminité d'un beau décolleté

Les bras et le décolleté sont des zones très sensibles et sont aussi un signe de féminité que chacune d'entre nous aime dévoiler. Mais souvent, les années passent, avec quelques kilos en trop et un manque d'activité physique, et nos bras ou nos seins ne sont plus aussi toniques qu'avant et deviennent un véritable complexe. Ces zones sont très fragiles car elles n'ont pas de véritable soutien musculaire et sont donc sujettes au vieillissement rapide, aux rides, au relâchement cutané et au manque de fermeté. Car, trop souvent, le cou et le décolleté sont oubliés lors des soins d'hydrat

POSTFACE

La beauté féminine parfaite est une construction sociale qui présente la splendeur corporelle comme l'un des attributs les plus importants des femmes, voire *le* plus important, et comme un objectif que toutes les femmes doivent essayer d'atteindre et de maintenir. Les croyances entourant la splendeur féminine sont enracinées dans des idéaux hétéronormatifs et affectent profondément les femmes de toutes les orientations sexuelles. Cet idéal de beauté féminine, qui inclut la forme du corps féminin, varie d'une culture à l'autre et d'un mode de vie à l'autre. La pression de se conformer à une définition stricte de la « beauté » peut avoir des effets psychologiques dramatiques. Ces idéaux ont été corrélés à la dépression, aux troubles alimentaires et à une faible estime de soi, dès l'adolescence et persistant à l'âge adulte.

www.ingramcontent.com/pod-product-compliance
Lightning Source LLC
Chambersburg PA
CBHW070317160726
47999CB00003B/1059